LE TABAC

ET L'ISSUE D'UN PROCÈS

PAR

M. E. DECROIX

FONDATEUR DU COMITÉ DE LA VIANDE DE CHEVAL
ET DE LA SOCIÉTÉ CONTRE L'ABUS DU TABAC

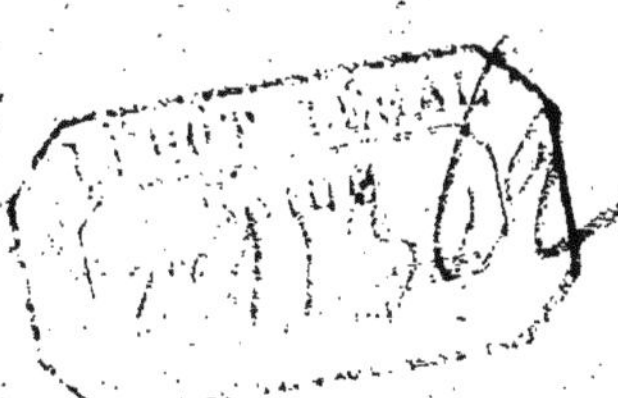

SOMMAIRE. — *Progrès du fléau Tabac;* chiffres officiels. — Moyens de le combattre; rôle des parents, des instituteurs, des administrations et du gouvernement. — *Regrettable division* des moyens d'action les plus efficaces; trois sociétés contre deux abus. — *Action judiciaire;* assertions erronées; condamnation de M. Decroix; actes de donation infidèlement exécutés. — Une étrange démarche; résultat favorable. — *Post-Scriptum;* une demande de retraite.

PARIS

IMPRIMERIE CENTRALE DES CHEMINS DE FER

A. CHAIX & Cie

RUE BERGÈRE, 20, PRÈS DU BOULEVARD MONTMARTRE

1878

DU MÊME AUTEUR

1° **Inconvénients du Tabac** (édition épuisée).

2° **Les Dangers du Tabac** (édition épuisée).

3° **De l'usage du Tabac dans l'armée** (2e édition).

4° **Préjudice causé à la fortune publique par le Tabac** (édition épuisée).

5° **Le Tabac et la protection des animaux** (édition épuisée).

6° **Le Tabac devant l'hygiène et la morale** (3e édition).

7° **A propos du Tabac**; réponse à M. Germond de Lavigne.

8° **Le Tabac et l'issue d'un procès.**

Ces brochures sont vendues 50 centimes chacune, au profit de la *Société contre l'Abus du Tabac*, 5, rue Saint-Benoît, à Paris.

LE TABAC

ET L'ISSUE D'UN PROCÈS

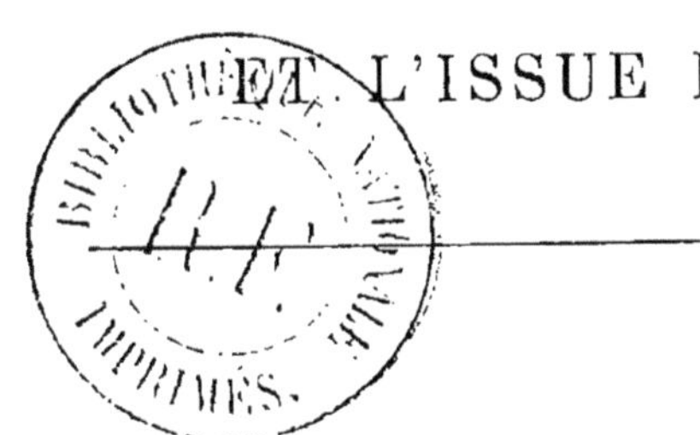

Montpellier, le 28 octobre 1878.

Progrès du fléau tabac. — Tout le monde sait que la consommation du tabac augmente chaque année ; mais on ignore généralement quelle en est la progression annuelle. Dans le but d'éclairer cette question, je me suis livré à des recherches dont je vais faire connaître le résultat, qui est fort inquiétant pour l'avenir.

Introduit en France, dans l'Angoumois, par André Thevet, en 1556, puis à la Cour de Charles IX, en 1560, par Jean Nicot, le tabac s'est propagé peu à peu dans toutes les classes de la société, malgré les persécutions dont étaient quelquefois l'objet ceux qui en faisaient usage. Il n'y a point de données positives sur le progrès de sa consommation pendant les XVIIe et XVIIIe siècles; mais il est facile de montrer que ce progrès s'est fait avec une lenteur malheureusement inconnue de nos jours. En effet l'Etat, ayant pris le monopole de la vente du tabac vers la fin du premier Empire, il a fait établir des statistiques qui permettent de constater qu'en 1815, c'est-à-dire 256 ans après l'arrivée du tabac à Paris, la consommation ne s'élevait encore qu'à 9,981,403 kilogrammes. Au XIXe siècle, au contraire, a consommation s'accroît du double par période de trente ans environ !.. Voici les chiffres officiels, par période décennale :

1816....	quantité,	9.227.442	kilog.
1826....	—	11.595.084	—
1836....	—	13.545.107	—
1846....	—	18.636.234	—
1856....	—	25.434.041	—
1866....	—	30.384.397	—
1876....	—	31.373.244	—

Si l'on ajoute à ce dernier total la consommation de l'Alsace-Lorraine, qui est comprise dans les précédents totaux, et d'autre part, la contrebande par terre et par mer, qui se multiplie comme les relations internationales, on aura un total approximatif de 36 millions de kilogrammes. D'où cette conclusion, qu'au XIXe siècle, la quantité consommée double tous les trente ans environ et prend des proportions effrayantes.

Mais aussi qu'arrive-t-il ? Voici ce qu'écrivait récemment M. Victor Meunier, fumeur converti.

«... Il paraît bien démontré que le tabac est la cause » d'une foule d'affections du cœur, d'angines de poitrine, » de maladies cancéreuses de l'estomac, de la langue et » des lèvres, de cas nombreux d'amblyopie, d'amaurose et » de cécité. Et, n'y a-t-il aucune relation de cause à effet, » entre la consommation toujours croissante de cette subs- » tance et le nombre sans cesse grandissant des maladies » mentales, des ramollissements du cerveau, des paralysies » générales, des paraplégies, des ataxies musculaires, et, » en un mot, de ces affections des centres nerveux, si nom- » breuses aujourd'hui dans les asiles d'aliénés. » (*Rappel.*)

Aussi, voit-on les charges de l'assistance publique augmenter chaque année comme les infirmités physiques et morales dues au tabac.

Ce qui doit inquiéter les philanthropes et les hygiénistes, c'est que les progrès du *fléau tabac*, pourraient, si l'on ne s'y opposait, continuer pendant longtemps encore dans les proportions actuelles, soit par l'augmentation de la quantité consommée par chaque fumeur, soit par l'accroissement du nombre des fumeurs et même des *fumeuses!*

Moyen de combattre le fléau tabac. — Les moyens à opposer aux envahissements du fléau tabac consistent à réprimer ou à éclairer. Les uns et les autres peuvent être appliqués :

1° Par les parents, les instituteurs, les ecclésiastiques, et toutes les personnes de bien, qui ont à cœur d'être utiles à leurs semblables.

Les moyens de persuasion sont surtout du ressort des instituteurs, qui peuvent exercer une grande influence sur la jeunesse. Toutefois la répression ne doit pas être tout à fait négligée. Les parents pourraient inspirer à leurs jeunes enfants une crainte salutaire du tabac en les menaçant de les faire fumer lorsqu'ils ne sont pas sages, et au besoin en leur faisant aspirer quelques bouffées de fumée, afin qu'ils en apprécient le goût repoussant et nauséabond. En préservant un enfant du tabac, on lui rend un plus grand service que si on lui assurait une rente annuelle de cent francs.

2° Par les chefs d'industrie, les grandes compagnies, les administrations publiques et par le gouvernement, qui peuvent, sous des peines plus ou moins sévères, interdire à leur personnel l'usage du tabac. Dans un grand nombre d'établissements publics, il est défendu de fumer, mais les autorités devraient veiller à l'exécution plus rigoureuse des lois et règlements, notamment dans les chemins de fer, les ministères, etc. Le gouvernement peut aider beaucoup à combattre le fléau en augmentant encore le prix du tabac, en restreignant la production de cet objet de luxe pernicieux, et surtout en édictant une loi pour protéger la jeunesse contre les dangers de l'usage prématuré du tabac, loi analogue à celle qui la protége contre l'abus des boissons alcooliques.

3° Par les Sociétés d'hygiène, d'économie domestique, de

protection de l'enfance et plus particulièrement par les Sociétés contre le tabac et contre l'abus du tabac, qui, ayant un but bien déterminé et un personnel qui se renouvelle chaque année, peuvent faire une propagande incessante et indéfinie; tandis que, isolément, chaque individu, même le plus ardent, n'a qu'une action temporaire et ne peut agir que dans un cercle restreint. C'est pourquoi, de nos jours, lorsqu'il s'agit de grandes entreprises, ayant un but matériel ou intellectuel, on voit se former tant de compagnies, de sociétés : « L'union fait la force. »

Regrettable division. — S'il est vrai que « l'union fait la force », il doit être vrai également que la division engendre la faiblesse. Les hommes de bien, qui ont en vue un progrès à réaliser, un but utile à atteindre, doivent donc s'efforcer d'amener l'union. C'est principalement en vue de l'application de ce principe à l'abus du tabac que cette notice est écrite. J'appelle donc la bienveillante attention des personnes qui s'intéressent à cette question, sur une regrettable division survenue entre les personnes qui combattent cet abus, et je les prie de m'aider à la faire disparaître. Afin de les mettre au courant de la situation, qu'il me soit permis de faire une courte revue rétrospective.

En 1867, MM. H. Blatin, Bourrel et Decroix se concertèrent pour fonder l'*Association française contre l'abus du tabac*. En 1872, le Conseil d'administration, dans une séance ordinaire, treize membres seulement étant réunis, décida, malgré l'avis du fondateur, le plus intéressé au succès, que l'on combattrait également l'*abus des boissons alcooliques*.

A la même époque, M. le Dr Lunier, de son côté, fondait une *Association française contre l'abus des boissons alcooliques*.

Dès lors, il y eut, entre ces deux institutions, une sorte d'antagonisme, qui n'empêcha pas les progrès rapides de cette dernière association, mais qui ne profita guère à la première; en effet, elle tomba peu à peu en décadence, ainsi que le prouve péremptoirement la statistique suivante :

1873	membres	nouveaux	269	cotisations	reçues	3.355 fr.
1874	—	—	106	—	—	3.250
1875	—	—	93	—	—	2.946
1876	—	—	51	—	—	2.601
1877	—	—	42 (1)	—	—	2.165

En 1875, le président de l'Association, élu au mois de janvier, mourut au mois de mars et ne fut pas remplacé immédiatement. Quant à moi, je fus envoyé à l'état-major de l'armée de Lyon au mois de juin ; de sorte que M. Germond de Lavigne, qui était secrétaire général, se trouva naturellement seul chargé de la direction de la Société, les vice-présidents ne fonctionnant que temporairement et successivement. Il paraît que les choses allèrent si mal (2) que vers la fin de l'année, je fus nommé président, bien qu'étant à Lyon, parce que de l'avis de M. le Dr Bossu, vice-président de trimestre, le *fondateur*, seul, pouvait sauver l'Association. Ces nouvelles fonctions me forcèrent à venir souvent à Paris, après avoir assuré mon service militaire, en déployant une double activité.

Le 6 février 1876, il fut décidé en séance extraordinaire, conformément à l'article 10 des statuts, que l'Association rentrerait dans ses attributions premières, et ne combattrait plus que l'abus du tabac. Le principal motif de cette décision, c'était que l'Association fondée par M. le Dr Lunier se trouvait dans de meilleures conditions que la nôtre, pour combattre l'abus des boissons alcooliques.

Cette décision fut réduite à néant le 19 février, par suite de l'opposition habilement dirigée par M. G. de Lavigne,

(1) 42 membres inscrits dans les quatre numéros du Bulletin de 1877. En 1878, le nombre sera plus élevé, grâce au procédé de recrutement employé à l'égard de ceux portés comme étant présentés par le président.

(2) Aujourd'hui, M. G. de Lavigne est très-zélé pour l'Association ; mais cette ardeur tardive ne tiendrait-elle pas à ce qu'il a autant en vue de combattre M. Decroix que les deux abus ?

sans que la question fût portée à l'ordre du jour, ce qui était irrégulier. Il m'eût été facile de faire annuler cette nouvelle décision prise à l'improviste; mais alors, je prévoyais qu'on verrait se perpétuer dans le Conseil des discusions, dans lesquelles les susceptibilités personnelles étaient plus souvent en jeu que l'abus du tabac. Dès lors, je pris la résolution de ne pas revenir sur cette affaire et de fonder à nouveau la Société contre l'abus du tabac, aussitôt après ma rentrée à l'état-major général de Paris. (Je ne redoute pas les luttes; mais j'évite autant que possible celles qui sont stériles.)

Je rédigeai donc seul, à Lyon, les statuts-règlement de la future Société : sans les croire parfaits, je pense qu'ils sont plus complets, définissent mieux les fonctions, sauvegardent mieux les intérêts des sociétaires, laissent moins de place à l'arbitraire, préviennent mieux les attaques à l'improviste et les votes de surprise, que ceux de l'ancienne association, qui, pourtant, ont été modifiés bien des fois.

A ma rentrée à Paris au commencement de 1877, la fondation de la nouvelle *Société contre l'abus du tabac* fut autorisée par arrêté du Préfet de police en date du 15 février, et adressée à un grand nombre des membres de l'Association. Les uns m'approuvèrent et adhérèrent à la nouvelle Société, d'autres restèrent dans l'ancienne, enfin plusieurs firent partie des deux, et peuvent aujourd'hui apprécier quelle est celle qui fait le plus de bien. Il y a donc eu une véritable scission, bien que M. G. de Lavigne ait cru devoir écrire le contraire, et n'ait vu là que le fait « d'un dissident mal inspiré, mal dirigé par une vanité vulgaire, » (1). De sorte qu'il y a maintenant à Paris trois sociétés, pour combattre deux abus. Par leurs publications, chacun peut se faire une idée de leur importance relative; ainsi :

1° *La Société contre l'abus du tabac* : Elle a environ 700 membres à la fin de 1878, un journal mensuel; elle a reçu 108 mémoires manuscrits pour son dernier concours,

(1) Bulletin de l'Association, p. 40, 1876.

dont huit ou dix sont imprimés ou sous presse; elle a décerné plus de soixante récompenses, représentant une valeur de 800 francs environ; a pris part à l'Exposition universelle; a répandu, en 1878, plus de 20,000 publications — journaux, brochures, notices, etc.

2° *Tempérance, association française contre l'abus des boissons alcooliques :* Elle a environ 1,500 membres; un journal trimestriel; elle décerne chaque année pour plus de 4,000 francs de récompenses en argent ou en médailles; elle a pris part à l'Exposition universelle et a tenu un congrès international.

3° *Association française contre l'abus du tabac et des boissons alcooliques.* Elle compte environ 530 membres, après dix ans d'existence et bien qu'elle puisse faire valoir *deux* motifs pour recruter des adhérents (1); son bulletin est redevenu *trimestriel*, après avoir été *bimestriel*; elle a reçu trois ou quatre mémoires pour son dernier concours, et a décerné dix-sept récompenses, représentant à peu près une somme de 120 francs (voir le Bulletin 1878, p. 28).

Une des conséquences de la scission a été d'exciter des ressentiments, dont M. G. de Lavigne a fait part à ses lecteurs dans le Bulletin n° 1, 1877. Il y a eu ensuite un procès: son début a été annoncé aux associés (à leurs frais), mais l'issue en a été à peine signalée, bien qu'elle ne m'ait pas été favorable. La croisade contre l'abus du tabac se trouvant en cause, je crois utile de donner moi-même (à mes frais), quelques explications sur le procès et le jugement qui l'a terminé.

Action judiciaire. — Après diverses considérations plus ou moins exactes sur ma manière d'agir, le Bulletin, à la page 38, année 1878, continue en ces termes :

« ... Une action bien autrement importante par sa porté
» morale et par la valeur de la somme en litige vient d'être

(1) La liste générale publiée dans le n° 2 du Bulletin (1878) contient encore beaucoup de membres qui ont donné leur démission pour faire partie de la nouvelle Société.

» introduite contre M. Decroix par le Conseil d'administra-
» tion de l'Association, devant le tribunal de première instance
» de la Seine.

» L'Association possède, ainsi que le constate le compte
» financier inséré au commencement de chaque année dans
» le bulletin : 1° des valeurs provenant d'un legs fait par
» le docteur H. Blatin, président fondateur, en 1868, et des-
» tiné par lui « à continuer et à faire prospérer l'Associa-
» tion française contre l'abus du tabac »; 2° un titre de
» 50 francs de rente affecté à des prix annuels ; 3° un titre
» de 5 francs de rente attribué à la cotisation de deux ins-
» tituteurs. »

M. G. de Lavigne a fait connaître une partie de la vérité; il me sera bien permis d'en faire connaître également une autre partie, qu'il a passée sous silence :

1° Le testament du docteur H. Blatin porte : « Art. 11.
» Je lègue à M. E. Decroix, vétérinaire en premier à la garde
» de Paris, la somme de 2,000 francs, pour l'aider à conti-
» nuer et à faire prospérer l'*Association française contre*
» *l'abus du tabac*, œuvre que nous avons constituée ensemble
» et dont je suis le président fondateur. Sur cette somme,
» 1,000 francs seront affectés à la fondation d'un prix annuel
» de 50 francs, qui portera mon nom. »

2° Le titre de 50 francs de rente sur l'État a été donné par moi, Decroix, en 1869, pour que l'Association décerne « chaque année une médaille de bronze et deux médailles
» d'argent aux personnes qui se seront le plus distinguées
» dans la propagande *contre le tabac*. »

3° Le titre de 5 francs de rente a été également donné par moi, le 6 juin 1873, pour « payer la cotisation annuelle
» de deux écoles communales, choisies chaque année par le
» Conseil d'administration. » J'ai eu soin, en faisant ce don, de spécifier ainsi mon intention : « Bien persuadé de l'uti-
» lité d'éclairer la jeunesse sur les *inconvénients et les dangers*
» *du tabac*, » sans parler des boissons alcooliques.

Ainsi, on voit que ces dons, qui constituent la presque totalité de l'avoir de l'Association, ont été faits en vue de combattre *uniquement* l'abus du tabac. J'aurais pu, m'a-t-on dit, conserver les titres par devers moi et en verser seulement la rente chaque année. Certainement ; même dans le testament Blatin, aucun mot ne prescrivait de faire inscrire le capital dans le fonds inaliénable de l'Association. Mais il faut se rappeler qu'étant attaché à l'armée, je pouvais être éloigné de Paris; d'autre part, que je pouvais mourir; puis, j'étais loin de prévoir le désarroi dans lequel tomberait cette association, et la nécessité où je me trouverais un jour de fonder de nouveau une Société contre l'unique abus du tabac.

Quoi qu'il en soit, après la scission, j'ai désiré faire bénéficier la nouvelle Société de ces valeurs. Ne peut-elle pas, mieux que l'association aux deux abus, remplir les conditions imposées par les donateurs? Mes prétentions ont paru assez justes, assez sérieuses pour que Me Chauveau, avoué, et Me Vautrain, avocat à la cour d'appel et ancien député, aient bien voulu me prêter leur concours à titre gracieux, ce dont je leur serai toujours reconnaissant.

J'avais donné à M. Vautrain des renseignements sur les points principaux, me réservant d'en développer quelques autres, *lorsque je serais interrogé par le Président du Tribunal*, notamment sur la non-exécution des conditions imposées par les donateurs.

Mais quel ne fut pas mon étonnement, étant tout à fait étranger aux questions de procédure, de voir à l'audience du 22 janvier 1878, que je n'étais pas interrogé et que je *n'avais pas même le droit de prendre la parole!...* Il en résulta que l'avocat de la partie adverse put produire des arguments erronés et imprévus, à la réfutation desquels le mien n'avait pu être préparé. Ainsi, par exemple, il a dit que si Blatin m'avait fait un legs, il avait entendu le faire au secrétaire général et non à M. Decroix personnellement : or, je n'étais pas secrétaire-général lorsque le testament a été rédigé; —Que je présidais la séance dans laquelle l'association a étendu son action aux alcooliques, tandis que je ne présidais pas et que j'étais très-opposé à cet mesure, ainsi que je l'ai démontré dans ma brochure : *Réponse à M. Germond de Lavigne* (p. 26) ; — Que non-seulement j'avais approuvé l'adjonction de l'abus des alcooliques, mais que j'avais pris part aux démarches faites près des autorités pour obtenir l'approbation de cette extension; comme si, à moins de donner leur démission, il n'était pas du devoir du président et du secrétaire-général de faire exécuter les décisions du conseil, même celles qu'ils ont combattues avec le plus d'ardeur. On a invoqué le silence des procès-verbaux sur certains faits; mais il y a de ces procès-verbaux qui, étant rédigés en quelques lignes, ne peuvent reproduire tout le cours des discussions (voir pour la valeur de certains procès-verbaux, la brochure précitée). — Volontairement ou involontairement, on a pris la signature de M. Decret, au bas de quelques procès-verbaux, pour celle de Decroix.

Enfin, un point très-important que je me proposais d'exposer moi-même devant le tribunal, c'est que, depuis 1869, j'ai toujours versé régulièrement les intérêts des valeurs dont il s'agit, et que la volonté du Dr Blatin n'a jamais été complétement remplie. Ainsi, en faisant le relevé sur les bulletins jusqu'au moment où le procès a été plaidé, on voyait que plus de 700 francs de rente des dons Blatin, Decroix, pour sept années depuis 1869, avaient été versés à la caisse de l'Association, tandis qu'il n'y avait eu que cinq distributions de prix, et que dans ces cinq distributions, le prix Blatin n'avait été mentionné que *quatre* fois et ne consistait qu'en médailles de *vermeil*, dont le prix est de vingt-cinq francs environ chacune. Quant aux 50 francs Decroix, chacun peut constater, en feuilletant les comptes rendus des séances solennelles, que deux fois seulement, on trouve un lauréat ayant reçu une *médaille d'argent*: prix Decroix. Soit en tout cent trente francs environ de médailles, pour exécuter la volonté des donateurs, qui avaient versé à la caisse plus de 700 francs (1).

(1) Je dis : plus de 700 francs parce que j'avais réservé pour le prix

Un grand argument que l'on a fait valoir, c'est que j'ai été pendant longtemps secrétaire-général et même président de l'Association, et que c'était à moi justement qu'incombait le soin de faire exécuter la volonté des donateurs. — Il me suffit de répondre que si j'avais fait dans cette Association, tout ce que je désirais, je ne me serais pas trouvé dans la nécessité de me charger une seconde fois, après plusieurs années de luttes stériles, du lourd et onéreux fardeau de reconstituer une nouvelle société sur les bases de la première.

Mais arrivons à la conclusion du procès.

Le jugement. — Après de longs considérants établissant l'origine des valeurs en litige, leur inscription depuis 1869 à l'avoir de l'Association, la cause de la scission, etc. *Le Tribunal, par ces motifs :* « déclare Kœnigswarter, ès qualité, » recevable et bien fondé dans sa demande principale, » ordonne que dans la quinzaine de la signification du pré- » sent jugement, Decroix sera tenu de lui restituer, avec les » coupons non encore échus : 1° les quatre obligations du » chemin de fer des Ardennes : n°s 95532, 174896, 174897 » et 267824 ; 2° les trois titres de rente 3 0/0 de 10 francs » n° 67256, de 20 francs n° 86487, et de même somme » n° 86488 ; 3° un titre de 5 francs de rente 5 0/0 au por- » teur comme les précédents ; dit en outre que Decroix tien- » dra compte au demandeur des revenus qu'il a pu perce- » voir, depuis le 4 mars 1876, des obligations et de la rente » 3 0/0 et de la rente 5 0/0 depuis le 28 février 1877, » sinon et faute d'opérer cette restitution dans le délai » imparti, condamne dès à présent Decroix à payer à Kœ- » nigswarter ès-noms une somme de 2,650 fr. 55 c., avec » les intérêts à partir du 4 mars 1878, sauf déduction des » 5 francs soldés par le défendeur le 28 février suivant, » rejette la demande en dommages-intérêts, condamne De- » croix aux dépens. »

Blatin des obligations des Ardennes, qui rapportaient un peu plus de 50 francs de rente.

Mais, dira-t-on, pourquoi n'avoir pas appelé de ce jugement. J'ai eu la pensée de le faire. Mais de même qu'en 1869, au lieu de me borner à verser les rentes, j'ai déposé les capitaux dans la caisse, de peur que la mort ne vînt me surprendre ou que mes fonctions militaires ne m'éloignassent de Paris, de même aussi, en 1878, j'ai craint que mon service ne s'opposât à ce que je pusse poursuivre efficacement un long procès. En effet, j'aurais pu être envoyé plus tôt à Montpellier, d'où j'écris ces lignes, et alors mes supérieurs eussent pu m'interdire les voyages à Paris, trouvant avec raison que ma place était au centre de mon service et non ailleurs, pour des affaires étrangères à mes fonctions.

Mais si je n'ai pas interjeté appel devant la justice, j'en appelle maintenant à l'opinion des membres de l'Association qui ne connaissent pas ces détails, M. G. de Lavigne, pourtant écrivain habile, ne les ayant signalés que par quelques paroles assez énigmatiques, lors de l'assemblée générale du 21 février 1878. Dans cette même assemblée, il a été dit aussi que l'un des prix « porte le nom du Dr Blatin »; mais parmi les dix-sept lauréats nommés plus bas, aucune mention n'indique à qui a été décerné ce prix ni en quoi il a consisté (1). M. G. de Lavigne est trop au courant des usages, pour ignorer qu'il n'est nullement besoin d'une stipulation spéciale à ce sujet dans l'acte de donation, pour que les sociétés fassent connaître les donateurs, la nature des récompenses et les noms des lauréats qui les reçoivent.

Etrange démarche. — Poussé par une ardeur extraordinaire *pour* l'association dont il faisait partie et *contre* celle à laquelle je m'intéresse, M. G. de Lavigne a fait une démarche qui mérite d'être signalée sommairement : — Lorsque, vers la fin de 1876, étant président, j'insistais pour qu'il fît inscrire les procès-verbaux (en retard de près d'un an) sur le registre spécial, pour qu'il remît les archives au secrétaire archiviste, pour qu'il convoquât les comités, etc.,

(1) *Bulletin*, 1878, p. 28.

il dit un jour à M. Raveret que si le ministre de la guerre savait que je m'occupe ainsi de l'Association, il pourrait bien m'arriver des désagréments (1).

Après la scission, vers le mois de mars 1877, M. Petibon, avec qui je conserve de bonnes relations comme avec la plupart de mes anciens collègues, me dit que M. Germond de Lavigne avait proposé à des membres du Conseil de faire contre moi une démarche au ministère de la guerre. Quelque temps après, M. Petibon m'annonça, en présence de plusieurs personnes (je ne parlerais pas ici d'une chose dite confidentiellement), que la démarche avait été faite !...

Que M. G. de Lavigne m'ait attaqué dans son bulletin avec des armes peu courtoises, qu'il ait écrit que je commettais des actes méritant « la réprobation des hommes sensés et loyaux », il n'y avait pas trop à s'en émouvoir et j'ai pu lui répondre dans une brochure spéciale ; mais la démarche dont il s'agit me parut si exorbitante que je ne pouvais d'abord y croire.

Comme ancien employé du ministère de la guerre (section des archives), il savait de quel bureau dépend le personnel vétérinaire, et il est allé frapper à la bonne porte. — Aussitôt que j'eus été averti officieusement par le ministère même, et que l'on m'eût dit que si je ne me justifiais pas, mon avenir pourrait bien être compromis, notamment en ce qui concernait ma proposition relative à la croix d'officier de la Légion d'honneur, je me suis mis en mesure d'avoir une copie du document que je croyais devoir être annexé à mon dossier. Mais en vain, dans ces sortes d'affaires les prudents ne risquent aucun écrit.

Dans la crainte de ne pouvoir reproduire exactement les paroles prononcées par M. Germond de Lavigne, je me bornerai à faire connaître en quelques mots, en ce qui me concerne, le résultat de sa démarche. J'ai dû d'abord me justifier

(1) Il y a, en effet, un article du règlement qui interdit de publier des travaux sans l'autorisation du ministre ; mais cet article vise surtout les questions militaires.

et démontrer que je ne méritais pas trop « la réprobation des hommes sensés et loyaux ».

D'autre part, mes notes ont sans doute été consultées par qui de droit, et l'on a pu voir qu'en 37 ans de services, dont dix-sept en campagne, j'avais dû remplir assez convenablement mes fonctions, puisque, après tout, j'avais été noté de manière à devenir l'un des dix vétérinaires principaux de l'armée.

L'attention étant ainsi portée sur moi, la démarche dont il s'agit, loin de m'avoir été nuisible, m'a été très-utile : — J'ai été nommé officier de la Légion d'honneur à la première promotion qui l'a suivie, c'est-à-dire au mois d'août, après six mois de proposition, tandis qu'ordinairement on reste proposé beaucoup plus longtemps.

Si l'on m'a donné ainsi raison, qu'a-t-on dû penser de l'auteur de la démarche, et de quel nom a-t-on dû qualifier le mobile qui l'avait inspirée?... Mais laissons ces affaires personnelles, que j'aurais passées sous silence, si elles ne se fussent rattachées à la question prépondérante pour moi : l'abus du tabac (1).

Résumé et conclusion. — 1° Le fléau tabac fait chaque année des progrès inquiétants, notamment chez les jeunes gens et les enfants.

2° Dans l'intérêt des populations, les parents, les instituteurs, les chefs d'ateliers, les grandes administrations et le gouvernement doivent s'opposer par tous les moyens légitimes aux envahissements du fléau.

3° Les sociétés peuvent agir plus efficacement que les individus pour déraciner des abus.

4° Il y a à Paris trois sociétés pour combattre l'abus du

(1) Lorsque je combattais pour l'usage alimentaire de la viande de cheval, une démarche analogue a été faite près de mon colonel, par une personne qu'il est inutile de nommer, parce qu'elle est décédée, et qui, à cette époque, était membre du conseil de la Société protectrice des animaux. — Qu'en résulta-t-il ? — Peu de temps après, cette société a versé 1,000 francs à la souscription ouverte par le comité de propagande !...

tabac et des boissons alcooliques, ce qui divise et affaiblit, les moyens d'action, au lieu de les unir et de les fortifier.

5° Les deux sociétés qui ne combattent chacune qu'un abus se trouvent évidemment dans de meilleures conditions pour agir efficacement.

6° Les personnes qui n'ont en vue que le bien à réaliser, sans se préocuper des questions de rivalités personnelles, regrettent cette dispersion des forces.

7° Nous faisons des vœux pour le retour de l'ancienne Association à son but primitif et pour l'union fraternelle des sociétés aujourd'hui rivales (1).

8° En dehors de l'union collective des sociétés, chacune est parfaitement libre, à la fin de l'année, de donner personnellement son adhésion à celle de ces sociétés qui lui parait devoir faire de sa cotisation le meilleur usage contre l'abus du tabac ou contre l'abus des alcooliques. (2)

POST-SCRIPTUM,

Paris le 12 décembre 1878.

Depuis 1867, pendant les loisirs que me laissaient mes fonctions, qui ont dû passer avant tout, je me suis occupé de prendre une part active aux travaux de l'Association contre l'abus du tabac. Par suite de modifications apportées dans la répartition des vétérinaires principaux, j'ai été attaché à l'état-major général de Montpellier, par décision ministérielle en date

(1) Nous devons rendre cette justice à M. G. de Lavigne que, dans la séance du 19 février 1876, dans laquelle il a si habilement contribué à faire annuler la décision du 6 février ramenant l'Association à l'unique abus du tabac, il n'a pas invoqué, dans la discussion, la question de fond, mais seulement « le vice de forme. »

(2) Siége des sociétés ; — Association française contre l'abus du tabac et des boissons alcooliques, rue de Rennes, 44. — La Tempérance ; association française contre l'abus des boissons alcooliques, rue de l'Université, 6. — Société contre l'abus du tabac, rue Saint-Benoit, 5, Paris.

du 1er août 1878 « pour être chargé de la direction supérieure du service vétérinaire des 13e, 15e et 16e corps d'armée. » Je me suis trouvé ainsi dans l'alternative de ne plus guère m'occuper de la Société ou de renoncer à ma carrière militaire; j'ai choisi ce dernier parti, abandonnant ainsi, à regret, cinq années d'activité, qui me restaient à faire pour atteindre ma limite d'âge, et sacrifiant le grade de vétérinaire principal de 1re classe (j'étais le plus ancien de 2me classe), j'ai donc été admis à la retraite, sur ma demande, par décret du 21 novembre 1878.

Avec les hommes zélés qui composent le bureau de la Société, notamment MM. le Dr Goyard, le Dr A. Bertherand, Raveret, Bouret, etc., les affaires de la Société ne pouvaient péricliter. Néanmoins je pense que mon concours ne sera pas sans utilité, dans cette œuvre qui est maintenant et sera mon principal objectif, jusqu'à ce que je croie le moment venu de reporter mon activité, s'il m'en reste alors, sur une question plus importante encore (1).

Je répète en terminant que cet écrit n'est dû qu'à mon inspiration personnelle, et que ce qu'il contient n'engage en rien l'une ou l'autre des trois Sociétés dont j'ai parlé.

E. Decroix,
rue de Champagny, 3, Paris.

(1) Je ne perdrai pas pour cela de vue le tabac, pas plus qu'aujourd'hui je ne perds de vue la viande de cheval.

IMPRIMERIE CENTRALE DES CHEMINS DE FER. — A. CHAIX ET Cie,
RUE BERGÈRE, 20, A PARIS. — 20513-8

www.ingramcontent.com/pod-product-compliance
Ingram Content Group UK Ltd.
Pitfield, Milton Keynes, MK11 3LW, UK
UKHW020551230726
13925UKWH00006B/2535

9 782019 241896